Rômulo B. Rodrigues

CUIDE DE VOCÊ E TENHA
MAIS QUALIDADE DE VIDA

Cuidar de si mesmo é imprescindível para se obter uma vida plena e satisfatória

Vol. III

São Paulo
2ª Edição- 2018

amazonkindle

RODRIGUES, Rômulo B. CUIDE DE VOCÊ E TENHA MAIS QUALIDADE DE VIDA Vol.III / Rômulo B. Rodrigues. Amazon. 2018.

Organização: Rômulo Borges Rodrigues

Impresso pela Amazon – 2018.

2018. Escrito e produzido no Brasil.

1. Saúde. Bem-estar. 2. Qualidade de vida. I. Título

ISBN 978-1976770463

Amazon Serviços de Varejo do Brasil Ltda.
CNPJ 15.436.940/0001-03
Av. Juscelino Kubitschek, 2041 – Torre E – 18° andar
São Paulo - SP

SUMÁRIO

Dedico esta obra aos filhos Júlio César e João Víctor.

AGRADECIMENTOS

Agradeço à minha mãe adotiva (In Memoriam), que me orientou e me ensinou a ser o que sou e sei hoje.

PREFÁCIO

Para termos saúde perfeita, equilíbrio, mais qualidade de vida e, consequentemente, longevidade, é imprescindível que saibamos a arte de cuidar de nós mesmos.

Ao contrário do que se possa imaginar, essa é uma arte fácil de aprender. Basta que prestemos atenção às mensagens, avisos e alertas que o nosso cérebro e o nosso corpo nos enviam constantemente.

Tendo essa consciência e percepção, automaticamente, passamos a ter mais cuidado e atenção conosco, nos harmonizamos e adquirimos assim uma vida plena e satisfatória.

Portanto, cuidar de nós mesmos é vital.

Boa leitura.

CAPÍTULO I
NUTRIÇÃO
Ômega-3 contra a depressão

Para manter o humor em dia, adicione mais fontes dessa gordura, como linhaça e peixe, ao cardápio. É o que aconselham pesquisadores da Universidade da Califórnia, nos Estados Unidos.

Um estudo feito com 987 adultos e publicado no periódico Journal of Psychotherapy and Psychosomatics conclui que há uma relação inversa entre os níveis desse ácido graxo e a depressão.

Entre os voluntários que apresentavam baixas taxas dele, 23% tinham a doença da alma. Já entres os que estavam com bons índices de ômega-3, apenas 135 estavam deprimidos.

Cyntia Antonaccio, diretora da Equilibrium Consultoria, em São Paulo, explica que o ômega-3 é o componente-chave dos neurônios. "Acredita-se que ele esteja relacionado aos receptores de serotonina, substância associada ao bem-estar, e que seu consumo altera o número e a função dessas moléculas," revela.

Fontes do ômega-3:
- Linhaça
- Óleo de canola
- Peixes de águas profundas (arenque, salmão, truta e cavala).

Oleaginosas – Amigas do coração

Segundo estudo da americana Universidade Harvard, a ingestão regular de oleaginosas mantém longe as doenças cardiovasculares, principalmente em mulheres com diabete do tipo 2.

Os pesquisadores observaram que elas apresentam redução nos níveis do colesterol ruim (LDL), um dos fatores de risco para congestionamento nas artérias. Os benefícios se devem aos potentes antioxidantes e gorduras "do bem," como as mono e poli-insaturadas, presentes nesses alimentos.

Cogumelos – aliados da saúde

Apesar de não ser muito consumido no Brasil, este alimento, que se destaca por oferecer diversos benefícios à saúde e também à dieta devido à fibras presentes em sua composição, vem ganhando cada vez mais espaço no cardápio dos brasileiros. E não é só uma onda impulsionada pelo maior número de pessoas que apreciam a comida japonesa.

Os tipos mais consumidos no Brasil são o champignon, o shiitake e os vários tipos de shimeji, entre eles o preto e o branco seguido de espécies menos populares, como o erynguii, o pleorotus salmão, o portobello e o nameko.

Cada um deles apresenta características específicas. No sabor, eles variam entre mais suaves e mais acentuados e, na textura, há os mais resistentes e fibrosos e, também, os mais macios e delicados.

E todos os tipos tem algo em comum: possuem alto valor nutritivo, o que inclui grandes quantidades de proteínas, baixo teor de gordura, além de vitaminas e minerais que contribuem para a saúde como um todo.

Devido ao fato de serem ricos em vitaminas A, C, D, betacaroteno, compostos fenólicos, terpenos, entre outras substâncias que apresentam efeitos antioxidantes, consumir alguns tipos de cogumelos pode ser uma ótima opção no combate aos radicais livres, o que implica positivamente em várias doenças como o câncer, a artrite reumatoide, a cirrose, a arteriosclerose, bem como processos degenerativos associados ao envelhecimento.

Chá-verde – Proteção para a próstata

Pesquisa publicada na revista científica Cancer Prevention Research comprova que os polifenóis do chá-verde podem evitar a progressão do câncer de próstata.

A conclusão é do professor James Cardelli, diretor do Feist-Weiller Cancer Center, nos Estados Unidos, e autor do trabalho.

Em seu estudo, foram selecionados 26 homens com idade entre 41 e 72 anos e cirurgia marcada para a retirada da glândula.

Por um período médio de 35 dias antes da operação, eles tomaram cápsulas de um concentrado daquelas substâncias.

Ao final da pesquisa, os níveis de PSA, um dos indicadores de câncer de próstata, haviam diminuído cerca de 30% entres os pesquisados.

Caedelli acredita que, no futuro, a bebida será usada para impedir o crescimento de tumores porque seus antioxidantes são capazes de impedir alterações no DNA das células – e esse é o primeiro passo para o surgimento de um câncer.

Ácido fólico para uma melhor respiração

Quando o peito está apertado ou a mucosa nasal irritada, a descompressão pode vir da cozinha.

Pesquisadores do Hospital Infantil Johns Hopkins, nos Estados Unidos, descobriram que, quanto maiores os níveis de ácido fólico no sangue, menores os riscos de as alergias respiratórias nos afetarem. É que o folato age como um anti-inflamatório, capaz de interferir na evolução dessas complicações. A substância amplifica a resposta imunológica, potencializando o combate à inflamação.

Fontes do ácido fólico: Cogumelos, brócolis, tomate, espinafre, couve, ervilha, feijão, lentilha e grão-de-bico.

Recomendação diária do nutriente:
Homens e mulheres: 400 microgramas.
Grávidas: 600 microgramas.

Uva - proteção contra vários distúrbios orgânicos

Recentemente, o Journal of Nutrition, um dos mais respeitados periódicos científicos do mundo especializados em nutrição, publicou uma coletânea de estudos realizados em vários cantos do globo sobre o efeito do consumo de uvas. A lista de benefícios incluía de prevenção a de doenças cardiovasculares e até Alzheimer.

Os ingredientes por trás dessas façanhas atendem por compostos fenólicos. Esses, por sua vez, são divididos em dois grupos: os flavonoides e os não flavonoides. À primeira categoria pertencem moléculas chamadas catequinas antocianinas. Ouro ingrediente importante também, é o resveratrol, pelos seus efeitos protetores do vinho tinto. Encontrado principalmente na casca e na semente da fruta, esses três ingredientes combatem com eficácia os radicais livres, os responsáveis pelo envelhecimento precoce das células.

Enquanto a antocianina é a grande responsável pela coloração escura das uvas, a catequina dá sabor e adstringência à fruta – e, consequentemente, ao suco e ao vinho.

O resveratrol propicia benefícios ao corpo todo. Ele diminui os níveis de LDL (o mau colesterol), e assim evita a formação de placas de gorduras capazes de entupir os vasos. O resveratrol inibe o agrupamento de plaquetas, que provocam coágulos e também obstruem as artérias. Isso não só evita infartos como ajuda a controlar a pressão arterial.

A ação do resveratrol também se estende à blindagem contra o câncer. Ele contribui para a redução da incidência de certos tumores, como os de pulmão, intestino e cólon, induzindo a morte das células cancerosas nesses órgãos.

Já existem vários estudos demonstrando que os compostos antioxidantes encontrados nas uvas previnem danos ao DNA e evitam, assim, que uma célula se torne maligna.

Outra propriedade da fruta é fortalecer nosso sistema imunológico por causa de suas saponinas. Esses flavonoides assumem o papel de anti-inflamatório.

Uma pesquisa da Universidade Tufts, nos Estados Unidos, demonstra que o vinho ajuda a frear o avanço do Alzheimer, doença degenerativa do sistema nervoso, que corrompe a memória.

Vários outros trabalhos apontam uma ligação entre o consumo moderado de vinho e uma menor incidência de danos ao cérebro.

Dicas de consumo:
Suco – Procure tomar um copo de 200 ml no almoço e, se possível, outro no jantar. O ideal é que a bebida seja feita com a fruta inteira e, depois, coada, já que muitas

das substâncias benéficas estão nas sementes e cascas.

Vinho – É mais rico em resveratrol, substância que faz bem às artérias, devido à fermentação. Mas, como toda bebida alcoólica, seu consumo deve ser moderado.

Um cálice de vinho de 150 ml ao dia é o ideal.

Fruta – As de coloração vermelha e roxa oferecem mais nutrientes exatamente pela sua pigmentação. No caso de derivados, que contém alto valor calórico, o consumo deve ser moderado.

Açaí – Proteção contra doenças do coração e inflamações crônicas

A antocianina é uma das substâncias que conferem ao pequeno fruto do açaizeiro uma gigantesca capacidade de combater os radicais livres, moléculas que arrasam as células do nosso corpo.

Não é de hoje que se sabe que a polpa escura é repleta de ingredientes protetores.

O alimento é recomendado especialmente para quem faz atividade física. A combinação de calorias e proteínas é ideal para repor o que os atletas perderam durante o treino.

O açaí possui uma quantidade considerável do nutriente. Cem gramas dele fornecem cerca de 25% da recomendação diária. E as fibras, importantíssimas para o funcionamento do intestino, chegam a 90% da indicação diária sugerida.

Conteúdo do açaí:
Proteína...13 g
Fibra...34 g
Gordura..17 g

Calorias..*349 g*
Cálcio...*286 g*
Fósforo..*227 g*

Linhaça – uma ótima opção para o emagrecimento

A linhaça despertou o interesse em grandes centros de pesquisa antes de figurar na dieta das celebridades e daqueles que, de maneira geral, prezam pelo bem-estar.

Atualmente, é referência de estudos que estão sendo realizados na Universidade Federal do Rio de Janeiro (UFRJ), em mulheres obesas. Depois de receber um acompanhamento nutricional personalizado, as pacientes passaram a comer uma mistura de iogurte light de morango com 30 gramas da farinha pela manhã – o que equivale a 4 colheres de sopa. Os resultados tem sido animadores.

Em três meses, houve uma queda significativa no peso, no índice glicêmico e no LDL, o colesterol ruim.

A linhaça é rica em fibras, que aumenta a saciedade, e ainda tem substâncias que estimulam a produção de um hormônio controlador do apetite.

Cuide de seu coração com potássio, magnésio e cálcio

Esses três nutrientes juntos são muito eficazes no combate à hipertensão arterial. Esses nutrientes atuam no calibre dos vasos – ora contra o estreitamento, ora facilitando a dilatação. Portanto, com o consumo esse trio de minerais, o sangue flui naturalmente e o coração fica mais protegido.

Quantidades a ser consumida:

MAGNNÉSIO

Homem: 420
Mulher: 420
Fontes:
½ xícara de castanha-do-pará........166 mg
1caju pequeno.........................157 mg
2 colheres de sopa de espinafre........39 mg

CÁLCIO

Crianças e adolescentes...............1300 mg
Adultos...............................1000 mg
Fonte:
1 copo de iogurte desnatado...........279 mg
1 copo de leite desnatado..............268 mg
1 fatia média de queijo-de-minas....174 mg

POTÁSSIO

Homem................................2000 mg
Mulher...............................2000 mg
Fonte:

1 xícara de chá de rúcula...............147 mg
2 colheres de sopa da bata-doce.....146 mg
2 colheres de sopa de feijão...........120 mg

Os benefícios da vitamina C na pele

A vitamina C é muito usada em produtos para a pele por oferecer diversos benefícios. Também como conhecida como ácido ascórbico, atua como antioxidante, ou seja, protege a pele contra os efeitos maléficos dos radicais livres. Além disso, a vitamina participa na hidroxilação da hidroxiprolina, portanto, sua aplicação tópica melhora a elasticidade e firmeza da pele.

Uso dermatológico

Quando usada na forma de cremes, pode-se controlar a concentração e mediar a penetração dependendo do ativo utilizado de forma que obtemos resultados mais otimizados do que pela ingestão.

Com usar

É indicado a todas as pessoas que apresentam sinais de envelhecimento da pele. Aquelas com hipersensibilidade ao ácido ou a algum outro componente da formulação devem evitá-lo. Além disso, concentrações maiores que 10% não devem ser utilizadas em gestantes e lactantes.

Usa-se o produto pela manhã, antes do protetor, ou à noite. A melhora da textura e hidratação da pele pode ser notada já na primeira semana de uso. Resultados em linhas de expressão são mais demorados, variando de pessoa para pessoa, mas com uma margem média de 45 dias.

Propriedades da vitamina C:

- *Ação antioxidante.*
- *Promoção de firmeza e elasticidade.*
- *Clareamento.*
- *Fotoproteção.*
- *Manutenção da atividade de vitamina E.*
- *Prevenção e tratamento do fotoenvelhecimento.*

CAPÍTULO II
FORTALECENDO A IMUNIDADE

Vírus e bactérias vez ou outra tomam de assalto nosso corpo para multiplicar seus contingentes.

Uma estratégia certeira contra essa invasão, capaz de deixar tudo á volta como "terra arrasada," é se resguardar com "munição de primeira;" ou melhor, com nutrientes que "blindam" o organismo.

Imagine uma batalha na qual os soldados combatem com escudos esburacados. Munidos de forma tão precária, fica difícil partir para o ataque e ainda vencer.

Algo semelhante pode acontecer em seu corpo quando as doses de nutrientes fundamentais contra a invasão de vírus e companhia não estão em dia.

Nesse arsenal, estão incluídos minerais como o zinco, além das vitaminas A, C e E, só para citar algumas. E, de acordo com as últimas descobertas científicas, substâncias como o resveratrol das uvas também merecem lugar de honra na brincadeira.

Vale destacar ainda um pelotão de elite, os probióticos. Essa tropa foi condecorada com palestras sobre seus atos de heroísmo em prol de nossa saúde no III Congresso Brasileiro de Nutrição Integrada e Ganepão, em São Paulo. Os probióticos são micro-organismos que povoam nosso intestino e estão por trás de inúmeros benefícios à saúde.

Esse pode bélico vem da capacidade dos probióticos produzirem compostos antimicrobianos e estimularem a fabricação de anticorpos. Mas, para que exerçam esse papel de foram eficiente, é importante que seu exército conte sempre com muitos combatentes.

Para garantir um bom contingente de benfeitores, lance mão de iogurtes e leites fermentados.

Apostar nas castanhas, cereais integrais e carnes magras é mais um reforço na artilharia. É que esses alimentos são fontes de zinco, um mineral que turbina nossa reação a intrusos. Ele atua em enzimas essenciais para o sistema imunológico.

O zinco também ajuda na maturação dos linfócitos. Os linfócitos são produzidos na medula óssea e de lá migram para outros locais, onde irão combater os inimigos.

A glândula timo, localizada no peito, é ponto de partida dos linfócitos do tipo T para o campo de batalha. Os T sinalizam a presença de intrusos circulando pelo organismo. Assim, as defesas ficam em estado de alerta e outras células de suas subdivisões preparam-se para entrar em ação e acabar com os invasores.

Para completar a proteção do organismo, os especialistas recomendam a inclusão de boas fontes proteicas, que são fundamentais para a produção de anticorpos.

Garantir proteína por meio do consumo de pescados como o salmão, o atum e a sardinha é melhor ainda, já que esses peixes também fornecem as chamadas gorduras "do bem".

CAPÍTULO III
MEDICINA

Excesso de álcool

Exagerar na bebida alcoólica é um problema cada vez mais típico, segundo uma pesquisa da Universidade Duke, nos Estados Unidos, que analisou dados de quase 11 mil americanos acima de 50 anos.

Os pesquisadores notaram que o consumo de risco, definido por beber duas ou mais doses por dia, girava em torno de 17% na ala masculina e 11% na feminina.

Já a bebedeira (entornar cinco ou mais drinques na mesma ocasião) foi assumida por 20% dos homens e 6% nas mulheres.

Os números alarmam porque, com o passar dos anos, o corpo sofre para escapar dos efeitos do álcool.

Danos etílicos

Alguns tormentos desencadeados pelo álcool com o avançar da idade:

Cérebro – O consumo abusivo é capaz de degenerar os neurônios, comprometendo funções como memória, equilíbrio e raciocínio.

Boca – Doses a mais favorecem tumores dos pés à cabeça. Mas a cavidade bucal é um dos principais alvos, sobretudo entre os bebedores de aguardente.

Fígado – Uma das principais consequências do exagero ao longo das décadas é a cirrose, quando o órgão, cheio de cicatrizes, entra no caminho da ruína.

Colesterol equilibrado

Todas as células precisam de colesterol. Ele faz parte das suas membranas e é fundamental para a produção de hormônios.

Em níveis mais elevados, essa proteína cheia de gordura aumenta o risco de problemas cardiovasculares.

No meio científico, estudos notaram uma associação entre doses mais baixas de LDL e uma maior incidência de câncer.

A questão é bastante controversa, e um trabalho da Universidade de Hong Kong, realizado com mais de 6 mil portadores de diabete tipo 2, trás mais controvérsia. Segundo os pesquisadores, houve mais casos de câncer entre os voluntários com níveis muito baixos e também naqueles com níveis altos de LDL.

A menor incidência de tumores estava relacionada ao colesterol perto de 127 miligramas por decilitro.

A comunidade médica vê com cautela a conclusão, já que o trabalho é um dos primeiros a falar disso.

Nem de mais, nem de menos – o equilíbrio é a palavra-chave em matéria de colesterol.

Colesterol na medida certa exige também uma dieta equilibrada. Nem mesmo as pessoas que apresentam doses pequenas de LDL podem consumir em excesso alimentos ricos em colesterol, como ovos e camarões. Em contrapartida, não é saudável eliminá-los do cardápio.

O ideal é temperar o cardápio com as gorduras monoinsaturadas do azeite e as poliinsaturadas dos peixes, e completá-lo com frutas e verduras. Essas medidas ajudam a manter o colesterol ajustado.

Controle da tireóide

Se a tireóide não está indo bem, uma série de males pode aparecer uma vez que a glândula regula vários sistemas do corpo humano. Ela funciona produzindo dois hormônios principais, o T3 e T4. Os números representam a quantidade de iodo que eles levam na composição. Esse último funciona com um pré-hormônio e corresponde a cerca de 80% da produção hormonal da glândula. Ao chegar aos órgãos periféricos e no fígado, ele é transformado em T3 que, dentro da célula produzirá os efeitos metabólicos necessários para o tecido em questão, de acordo com as necessidades do momento.

E quem mais sofre com problemas decorrentes do mau funcionamento é o público feminino. A incidência de hipotireoidismo entre elas é 10% a 12%. Já para os homens, o número fica entre 5% e

10%. Assim como o câncer da tireóide que atinge três vezes mais as mulheres do que o grupo masculino.

Diagnóstico e tratamento

Para quem sofre com hipotireoidismo (redução hormonal), a alternativa é repor o que falta no organismo. O T4 é escolhido para compor os medicamentos, já que será convertido em T3 nas células em que for necessário, e é produzido em maior quantidade. É muito raro que o quadro regrida, portanto o fármaco acaba sendo tomado a vida inteira.

Assim como para o hipertireoidismo, que é uma doença crônica, o tratamento é vitalício. Mas aqui é necessário desacelerar a produção de hormônios. Por isso, usam-se remédios que bloqueiam o efeito do excesso caso não haja contraindicação. No entanto, a maioria das situações requer cirurgia ou terapia como iodo radioativo. Esses processos induzem o hipotireoidismo.

A lista de exames para detectar o problema inclui dosagem de TSH, exame de sangue que mede os níveis de hormônio estimulante da tireóide no sistema circulatório; T4 livre; coleta sanguínea que verifica a produção desse hormônio; TRAB para conferir o anticorpo de repele o TSH. Além desses, há o ultrassom a fim de verificar se há algum nódulo que, caso constatado, passa por biópsia para certificar se é benigno ou maligno.

Prevenção e prática de exercícios

Vida equilibrada e alimentação saudável previnem qualquer mal. Diversos estudos comprovam a relação entre uma dieta saudável e a saúde da glândula. A alimentação garante um corpo metabolicamente ativo e rico em nutrientes, importante para o metabolismo, como no caso da ingestão de selênio, vitamina A e ferro. Somada ao cardápio adequado, está a prática de exercícios. Mas, alguns cuidados devem ser tomados, como o controle das batidas cardíacas. Elas são naturalmente elevadas em quem tem hipertireoidismo devido a maior quantidade de T3 e, com as alterações causadas pelo hipo e hipertireoidismo, é preciso ter cuidado com o peso e a carga de exercícios: em quem tem hipertireoidismo, os ossos ficam mais frágeis devido às intervenções hormonais, por isso atividades alto impacto requerem mais cuidado.

Excesso de gordura atrapalha o olfato

Um cardápio rico em lipídeos é capaz de impactar, negativamente, a sua capacidade olfativa.

Quem não gosta de um hambúrguer suculento ou uma bata frita? O sabor deles agrada, mas o consumo excessivo de junk food pode prejudicar um aspecto de nosso sistema sensorial. Pesquisadores da Universidade Estadual da Flórida (EUA) descobriram que as altas taxas de gordura contidas nesse tipo de alimento podem diminuir a habilidade olfativa. É a primeira vez que a conexão é estabelecida.

O olfato é um dos principais órgãos sensoriais de nosso organismo, e atua tanto no campo afetivo quanto na segurança alimentar no dia a dia. E o que causa preocupação é a má influência de alimentos industrializados nos sistemas olfatório e respiratório, e também na ocorrência de tumores.

Há dois tipos de problemas que podem afetar o olfato: a anosmia, condição de quem perde a capacidade de sentir cheiros por completo e a hiposmia, perda parcial.

Existem vários mecanismos para que isso aconteça como lesões nos nervos olfatórios ou na região do cérebro responsável por receber o estímulo.

Sal em excesso

A quantidade de sal que o brasileiro consome está muito acima do recomendado. Mas, para diminuir o quanto se usa desse tempero no dia a dia, há alternativas naturais que garantem o sabor dos pratos.

O sal é quase onipresente. Está ao seu lado na hora de preparar o jantar, em cima da mesa do restaurante ou durante as refeições em casa. Esse ingrediente tão habitual, e usado em quantidades erradas na maioria das vezes.

O problema de extrapolar reside nas implicações que traz à saúde.

O consumo exagerado de sal pode aumentar as chances de problemas renais e edemas (inchaços). Entre outros malefícios, aumento das doenças circulatórias, bem como alguns tipos de cânceres como o de estômago.

Segundo a Organização Mundial de Saúde (OMS), a ingestão diária de sal não deve ultrapassar 5g (o que equivale a uma colher de chá). Nessa quantia, há 1,7g de sódio. Mas o brasileiro ultrapassa esse limite.

Em estudo realizado pela Associação Brasileira das Indústrias da Alimentação (ABIA), em 2013, com dados da última pesquisa de Orçamentos Familiares e da Pesquisa Anual de Serviços, de 2009, do Instituto de Geografia e Estatística (IBGE), os números mostram como a ingestão de sódio está distribuída.

Veja na tabela abaixo exemplos de alimentos de consumo comum e que possuem grande teor de sódio:

Bisnaguinha (5 un.)..........................430g

Pão de forma (4 un.).......................522g

Pão francês (2 un.)..........................586g

Salgado de milho (6 xic.)................852g

Batata frita (2 porções)..................586g

Bolo pronto (2 un.).........................242g

Maionese (5 col.)...........................1051g

Biscoito salgado ($_{1/2}$ pac.)................699g

Consumo regional de sal

Entre 2008 e 2009 a ABIA registrou os índices de como o condimento está sendo empregado no país. Os números são categorizados por região, e evidenciam o consumo total de sal diário em um ano.

Região
Norte.....................................13,80g
Região Centro-Oeste.................13,42g
Região Nordeste......................11,39g
Região Sudeste..........................9,70g
Região Sul..............................12,80g

Divisão do consumo de sal
Alimentos industrializados.............23,8%
Alimentos In natura.......................4,7%
Refeições fora de casa.................11,8%
Sal de cozinha............................59,7%

Faxina antimicróbios

Há bichos que moram dentro da gente e com os quais se convive numa boa. Mas, basta o sistema imune bobear para que eles se voltem contra o corpo. É o caso da cândida, um tipo de fungo que habita no aparelho digestivo, a vagina e a boca. A Universidade Estadual de Campinas investiga ervas capazes de coibi-la principalmente quando nossas defesas estão em baixa. A idéia da pesquisa é usar o óleo essencial de plantas como o coentro na fórmula de um enxaguatório bucal. Suas substâncias conseguem matar o micro-organismo, que, embora não seja responsável pela doença periodontal, agrava o cérebro.

A cândida também está por trás de infecções hospitalares, sobretudo em pessoas com a imunidade comprometida.

Plantas que enfrentam a cândida: coentro, nirá, citronlea, palmarosa, santonila.

Relaxamento

A meditação tem poderes dignos de um sonífero. É a conclusão de uma pesquisa realizada no Northwestern Memorial Hospital, nos Estados Unidos.

Onze pacientes que sofriam de insônia foram submetidos durante dois meses a sessões de kriya yoga, uma prática oriental que se vale da meditação. Resultado: eles não só dormiram mais como também acordaram menos durante a noite.

Técnicas como essa reduzem problemas que costumam estar vinculados à insônia, como o estresse a ansiedade.

Pontos que a meditação trabalha:

Postura – Suas posições melhoram a consciência corporal.

Respiração – O ritmo cadenciado contribui para que todo o corpo relaxe.

Cabeça – Auxilia a reconhecer as emoções e a lidar com elas.

CAPÍTULO IV
CORPO

O divã e as calorias

Na batalha para perder peso, seguimos aquele esquema: reeducação alimentar, ginástica, remédios e, em alguns casos extremos, cirurgia. Já a causa da compulsão pela comida acaba ficando de lado.

Trazer o motivo à tona, no entanto, é de extrema ajuda para fechar a boca. É aí que entra a importância da psicoterapia. Essa abordagem ajuda a identificar os gatilhos que disparam os abusos à mesa. Assim, fica mais fácil manter o autocontrole e perder os quilos extras.

Dicas para conter a compulsão alimentar:

• *Anote o conteúdo das refeições, seus horários, com quem estava e como se sentia durante elas.*

- *Reflita sobre as situações que fazem você exagerar.*
- *Faça uma lista das atividades das quais você gosta, como dançar e ler, e fixe-a em pontos estratégicos.*
- *Escolha uma distração quando bater aquele impulso.*

Exercício no tempo livre

Andar ou pedalar. Tanto faz. O importante é fazer o trajeto da casa ao ambiente profissional uma oportunidade para melhorar o condicionamento físico.

Na Universidade da Carolina do Norte em Chapel Hill, nos Estados Unidos, os pesquisadores questionaram 2.364 adultos em relação à maneira como se deslocavam de sua residência à empresa.

Quem costuma ir a pé ou de bicicleta apresentou não só menos peso, mas menores taxas de triglicérides e de glicose do que quem recorria ao carro ou ao transporte público.

A pesquisa concluiu que esse intervalo para praticar atividade física é uma forma inteligente de incluir o esporte na rotina.

Fortalecendo o corpo

Forças os músculos a trabalhar em conjunto é a melhor receita para um corpo saudável. O problema é que nenhuma modalidade esportiva sozinha consegue beneficiar o organismo como um todo, já que a prática isolada desta ou daquela privilegia certas regiões em detrimento de outras. Daí a importância de investir em dois esportes que se complementam.

A dica é apostar em pelo menos uma das duplas de esportes que serão mostradas a seguir, levando em conta, claro, as preferências. Sejam elas quais forem, é crucial buscar orientação profissional.

Ciclismo e natação

Essa atividade trabalha os grupos musculares das costas, dos braços e os peitorais, além de exigir bastante do sistema cardiorrespiratório. Ou seja, ela serve tanto para desenvolver a musculatura dessas regiões, como para queimar calorias e melhorar a saúde do coração e dos pulmões.

O ciclismo contribui para evitar a osteoporose, já que o contato do solo com a roda repercute no praticante.

Ao andar de bicicleta, trabalha-se as pernas, menos exigidas no esporte aquático.

Para os que não pedalem por medo de problemas na coluna (comuns nessa modalidade), um aviso: a natação é ótima para acertar a postura.

CICLISMO

- *Fortalece as pernas.*
- *Gera impacto suficiente para fortalecer os ossos.*
- *É um bom exercício aeróbico.*

NATAÇÃO

- *Trabalha muito os membros superiores.*
- *Não fortalece tanto os ossos.*
- *Também é ótima para o coração e os pulmões.*
- *Melhora a postura.*

Hidroginástica e corrida

A hidro não força o esqueleto. Por isso é uma das melhores saídas durante a recuperação de um problema ósseo. Mas a atividade não é benéfica só em casos como esse. Apesar de menos intensa do que os outros treinos convencionais de academia, a hidroginástica tonifica bastante os músculos. E ainda tem a vantagem de não exigir uma técnica complexa, diferentemente da natação, que demanda um prazo relativamente longo de adaptação e treino até que todos os movimentos sejam assimilados corretamente pelo praticante.

A corrida não trabalha muito grupos musculares. Ela concentra-se nos membros inferiores, compensando essa deficiência ao deixar os ossos fortalecidos, em razão das pisadas no solo.

Os sedentários devem começar com caminhadas e aumentar o ritmo gradativamente.

HIDROGINÁSTICA

- *É de fácil adaptação.*
- *Trabalha toda a musculatura.*
- *Pode ser um exercício aeróbico, dependendo de como é feita.*
- *Traz pouco impacto para a estrutura óssea.*

CORRIDA

- *É necessária uma preparação prévia.*
- *Concentra seus esforços nos membros inferiores.*
- *Fortalece o coração e os pulmões.*
- *Estimula a absorção de cálcio pelos ossos.*

Remo e pilates

Diferentemente do que muitos pensam, remar não deixa apenas os braços fortes. Sua sequência de movimentos também desenvolve as pernas, os glúteos e até o abdômen. Além disso, ele ainda é um aliado do sistema cardiovascular e auxilia no controle de peso.

Há, entretanto, uma desvantagem: remadas excessivas sobrecarregam a região lombar.

O pilates minimiza esse problema. Esse método traz consciência corporal, o que ajuda os remadores a corrigir eventuais erros e a fazer deslocamentos de maneira mais harmoniosa. E ainda trabalha muito o abdômen, estabilizando a coluna nas diferentes posições do remo.

REMO

- *Melhora o sistema cardiovascular.*
- *Fortalece ombros, braços pernas e abdômen.*
- *Força a região lombar.*

PILATES

- *Não exige muito da parte aeróbica.*
- *Deixa os músculos alongados e flexíveis.*
- *Protege a coluna e ajusta a postura.*

Dor nas costas tem solução – O que realmente funciona para cada tipo de dor na região da coluna, segundo os guias médicos.

Horas sentado no trabalho, muito tempo no trânsito, pouco tempo para se exercitar. Motivos para sofrer de dor nas costas não faltam. Depois das cefaleias, esse é tipo de dor mais comum na população. Mais de 80% das pessoas têm, tiveram ou terão o desconforto em algum momento da vida, segundo a Organização Mundial de Saúde (OMS).

Estudos do Global Burden of Disease (Carga Global das Doenças), indicam que as dores lombares (parte mais baixa da coluna) são a principal causa de incapacidade no mundo.

De acordo com o relatório, o problema responde por um terço dos casos de invalidez provocados pelo trabalho.

A lombar é a região que costuma sofrer maior estresse.

O grande desafio é lidar com as dores crônicas (duram mais de três meses) que podem incomodar até o fim da vida. Elas afetam de 20% a 30% da população brasileira.

A dor aguda pode ser controlada de forma mais fácil. Mas quando não tratada corretamente, a dor aguda pode evoluir para a crônica.

Dor lombar

É o tipo mais comum de dor nas costas; afeta cerca de 70% da população. É sentida na parte mais baixa da coluna, próximo à bacia. Em cerca de 95% dos casos, a causa da dor é postural ou decorrente de algum movimento incorreto. Quando se torna crônica, prejudica a qualidade de vida, levando à incapacidade. Em casos de hérnia de disco, é comum ser acompanhada por dor e dormência nas pernas.

Causas

Em geral, ocorrem devido ao "mau jeito," uma distensão no músculo na hora de pegar objetos ou carregar peso, e pelo excesso de tensão.

Casos crônicos são causados por sobrecarga frequente (trabalho ou esporte que exijam dessa parte do corpo) ou envelhecimento, que provoca um desgaste nos discos.

Diagnóstico

Em geral, apenas a conversa com o médico e o exame físico são suficientes para diagnostica o problema. É comum o médico pedir uma radiografia para descartar fraturas ou avaliar desvios na coluna, como a hiperlordose. Exames de ressonância magnética ou tomografia ajudam em casos complexos ou quando há hérnia de disco, para avaliar a pressão sobre o nervo. Exames de sangue podem ser solicitados se houver suspeita de infecção.

O exame de densitometria óssea ajuda a saber se há osteoporose.

Tratamento

Na fase de dor aguda, usam-se analgésicos ou anti-inflamatórios. Compressas quentes ou adesivos com medicamento podem ajudar. A fisioterapia é indicada para aprender a se movimentar corretamente e fortalecer os músculos que sustentam a coluna com exercícios próprios.

A cirurgia é indicada para a maioria (cerca de 5%) dos casos de hérnia de disco.

Dor torácica

Ocorre no meio das costas. Ela pode ser causada por problemas de postura e falta de fortalecimento dos músculos locais. Embora menos comuns, as hérnias de disco podem ser a origem da dor.

A partir dos 50 anos, a osteoporose pode levar a fraturas, gerando dores.

Causas

Na maioria dos casos, as dores na região torácica ocorrem devido a problemas posturais ou pelo excesso de tensão. Casos crônicos podem ser causados por sobrecarga frequente ou pelo desgaste que ocorre com o envelhecimento.

Diagnóstico

Em geral, apenas a conversa com o médico e o exame físico são suficientes para diagnosticar o problema. É comum o médico pedir uma radiografia para descartar fraturas ou avaliar desvios na coluna vertebral. Ressonância ou tomografia podem ajudar em certos casos, assim como exames de sangue para detectar possíveis inflamações, e a densitometria óssea.

Tratamento

É feito com uso de analgésicos ou anti-inflamatórios. Compressas quentes ou adesivos podem ajudar o paciente a aprender a se movimentar corretamente, assim como os exercícios indicados por especialista para que se fortaleçam os músculos que sustentam a coluna, como os abdominais.

Dor cervical (nuca)

10% a 15% da população sofrerá com dores na cervical, ou seja, na região da nuca, em alguma fase da vida. Esse e o segundo tipo mais comum de dor no sistema musculoesqulético. Aparece após movimentos bruscos, quando se passa muito tempo em uma posição errada, ou por excesso de tensão. A dor irradia para os braços.

Causas

Em geral, a dor cervical é causada por problemas posturais, posição errada ao dormir, excesso de tensão ou acidentes.

Diagnóstico

A maioria dos casos é diagnosticada apenas com a conversa com o médico e o exame clínico. A radiografia ajuda a diagnosticar desvios na coluna vertebral ou algum outro tipo de lesão; e a ressonância magnética pode afastar outros problemas.

Tratamento

O médico indica o uso de analgésicos ou anti-inflamatórios. Exercícios leves de alongamento também ajudam a prevenir e aliviar as dores. Não há evidências de que usar colares cervicais ajuda a tratar a dor.

Como o IMC afeta a pisada

Estamos acostumados a associar o excesso de peso a problemas cardiovasculares, mas nem sempre lembramos daqueles que são obrigados a carregar esses quilos a mais todos os dias nossos pés.

Um estudo científico brasileiro mostra que um Índice de Massa Corporal (IMC) elevado é capaz de interferir na maneira como pisamos. E o mais importante: essa alteração pode ter consequências no corpo inteiro, o que é um problema considerável se levarmos em conta que 40% da população brasileira têm sobrepeso ou obesidade.

O impacto do sobrepeso no corpo ainda pode trazer complicações ortopédicas, ainda que não haja alteração nos pés. O acúmulo de gordura, principalmente na região abdominal, pode promover o deslocamento do centro de gravidade, gerando inclinação da pelve e, consequentemente, a presença da hiperlordose lombar.

Mudar o calçado não resolve

Se a pisada é torta, é consequência de algum desajuste. Assim, o calçado pode ajudar a reduzir as dores, mas também existe o risco de agravar o quadro por interferir no mecanismo natural de compensação do corpo.

A avaliação deve incluir não apenas a análise do arco do pé, mas a forma de aterrissagem dos pés no solo durante a caminhada ou corrida.

Se a pisada torta for diagnosticada, é fundamental que a prática de exercícios leve essa alteração em conta.

Para as pessoas que apresentam dores ou lesões, é necessário o acompanhamento por um especialista. Sem tratamento adequado, há risco de degeneração do aparelho muscular e esquelético, além de desgastes nas articulações, fraturas por estresse e tendinites.

Fortalecimento é a solução

Emagrecer pode ajudar a reduzir as dores nos pés. Entretanto, nem sempre será a garantia de que ocorrerão mudanças nos arcos, embora a impressão plantar possa mudar um pouco. Isso pode ocorrer quando percebemos a diminuição substancial da massa corporal do indivíduo, que por sua vez pode refletir em menor acúmulo de tecido adiposo, ou seja, menor volume de massa corporal na região dos pés, e possivelmente resultar em mudanças nos valores dos cálculos dos índices plantares da impressão.

Exercícios físicos

A conformidade óssea dos arcos plantares não irá se alterar após o processo de redução do peso corporal. Caso a alteração do arco plantar já tenha adquirido uma anormalidade, em adultos, o tipo de intervenção indicado passa a ser o procedimento cirúrgico, após a avaliação para o procedimento.

A prática de exercícios físicos supervisionados, associados à fisioterapia e às demais terapias interdisciplinares para emagrecimento irão resultar em uma melhora geral dessas complicações, além da possível diminuição ou ausência dos sintomas dolorosos muitas vezes presentes na população.

CAPÍTULO V
BEM-ESTAR

Otimismo

Tudo é uma questão de ponto de vista. O fato é que encarar a vida de maneira positiva e enxergar as dificuldades como desafios garante mais saúde e longevidade, segundo novas evidências científicas.

Ser otimista é acreditar que o futuro reserva boas perspectivas e que é sempre possível encontrar uma solução para as adversidades.

Para isso, é preciso analisar cenários, avaliar riscos e buscar saídas para um desfecho positivo, sem desanimar diante dos obstáculos.

Olhar a vida por esse prisma não só promove bem-estar mental como faz muito bem ao corpo.

Quem pensa positivo costuma fumar menos, se alimentar melhor e se exercitar mais, sem contar que tem menor tendência a desenvolver depressão, estresse e pressão alta.

Otimismo requer muita sensatez, consciência das limitações e capacidade de encarar a realidade, de buscar alternativas para contornar um impedimento. Para isso, é preciso conhecer suas próprias habilidades, fraquezas e o contexto de determinada situação.

Autoestima, inteligência emocional, determinação, persistência e coragem, portanto, são características fundamentais nesse processo.

Na maioria das vezes, o indivíduo passa a imaginar que seus projetos nunca serão bem-sucedidos e desiste de tentar, o que elimina de vez qualquer chance de êxito. Daí, a decepção torna-se frequente.

É claro que desilusões, perdas e insucessos pontuais podem deflagrar um pessimismo temporário.

No entanto, se a pessoa passa a se comportar como se sempre tivesse uma nuvem negra sobre a cabeça, esse dia-a-dia nublado se torna um indicador de distúrbios psiquiátricos como depressão, transtorno de pânico ou distimia, o mau humor crônico. Nesses casos, a recomendação é buscar o auxílio de um profissional especializado em saúde mental. A psicologia costuma dar uma boa contribuição.

A terapia cognitiva ensina o paciente a mudar a forma de interpretar os fatos, e a terapia comportamental lhe fornece elementos para que ele aprenda a substituir as reações antigas por outras mais saudáveis.

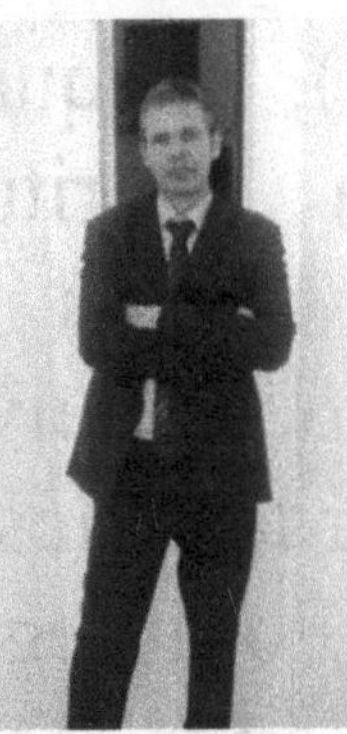

SOBRE O AUTOR

Rômulo Borges Rodrigues é Escritor, Terapeuta Holístico, Mestre de Reiki, Numerólogo e Consultor.

Trabalha com Reflexologia, Reiki, Massagem, Florais, Aconselhamento Terapêutico, Técnicas de Relaxamento, Hipnose, Regressão, Terapia de Vidas Passadas, Numerologia e ministra cursos online.

Estuda e pesquisa sobre a espiritualidade há vinte anos. Foi membro da Associação Internacional Amigos da Natureza

(AIANATU - SP), na qual fez parte do trabalho de cura espiritual. Foi nessa associação onde alguns de seus dons espirituais foram desarquivados. Também foi membro da Ordem dos Filhos da Luz (Piracicaba - SP). Foi integrante da Ordem dos Templários, onde foi dirigente do hospital de cura espiritual de uma das suas sedes.

Atualmente, é coordenador do Projeto Nova Era na cidade de São Paulo, no qual dá palestras e ministra tratamento alternativo para o público utilizando várias técnicas terapêuticas.

Escreve artigos quinzenais para sites e revistas sobre vários temas e é autor das seguintes obras:

- *Uma Civilização Adormecida e Decadente*

- *Momento Apocalíptico – Prelúdio do Juízo Final*
- *Arcanjos e Arquétipos*
- *Guia Prático dos Anjos (Tabela completa de todos os anjos)*
- *Numerologia – A Ciência Milenar dos Números*
- *REIKI – ENERGIA VITAL UNIVERSAL (Harmonia, Equilíbrio e Cura)*
- *OS FLORAIS DE BACH – Equilíbrio e Harmonia Através das Essências*
- *O PODER DA MENTE – A Chave Para o Desenvolvimento das Potencialidades do Ser Humano*
- *Os Ensinamentos de Siddartha Gautama, o Buda*
- *A Historia do Budismo – Princípios, conceitos, ensinamentos*

- *Cuide de Você e Tenha Mais Qualidade de Vida (Vols. I, II, III, IV e V)*
- *A Regência Cósmica*
- *Alimentação Saudável = Saúde Perfeita (Vols. I, II, III, IV, V, VI e VII)*
- *"REFLEXOLOGIA (Massagem Podal) – Equilíbrio e bem-estar através da planta dos pés"*
- *A PODEROSA INFLUÊNCIA DOS NÚMEROS SOBRE AS NOSSAS VIDAS – O que a Numerologia revela sobre nosso passado, presente e futuro*
- *HIPNOSE, REGRESSÃO, TERAPIA DE VIDAS PASSADAS – Metodologia, efeitos e benefícios*
- *QUALIDADE DE VIDA – Definição e conceitos*

- *OS MECANISMOS DA MENTE – A sua natureza comportamental*

- *TRATADO SOBRE AS RELIGIÕES E FILOSOFIAS DE VIDA – Síntese dos sistemas religiosos e correntes filosóficas*
- *PRÉ-EXISTÊNCIA E PÓS-EXISTÊNCIA DA ALMA – Vidas passadas, vidas futuras*
- *GUIA COMPLETO DAS TERAPIAS ALTERNATIVAS*
- *ESTUDO SOBRE AS TERAPIAS COMPLEMENTARES*
- *PRINCÍPIOS, FILOSOFIA E METODOLOGIA DA MEDICINA HOLÍSTICA – Os recursos e métodos utilizados nos tratamentos e terapias*
- *CURSO DE REIKI*
- *CURSO DE FLORAIS DE BACH*
- *CURSO DE REFLEXOLOGIA*

- *CURSO DE NUMEROLOGIA – Método simples e prático*
- *CURSO DE HIPNOSE, REGRESSAO, TVP, TMS – Metodologia simplificada*
- *CURSO DE FENG SHUI – Técnica chinesa milenar de harmonização de ambientes*
- *CURSO DE RADIESTESIA*
- *CURSO DE CROMOTERAPIA*

CONTATOS COM O AUTOR

E-MAIL: romulobr@outlook.com
FACEBOOK:
http://facebook.com/romuloborgesrodrigues
SKYPE: samadhi514
TWITTER: @_arahat
BLOG: equilibrioeconsciencia.wordpress.com